灾后心理救助常识

绪秀敏◎主编

POST-DISASTER
PSY CAL
AID
KNO LEDGE

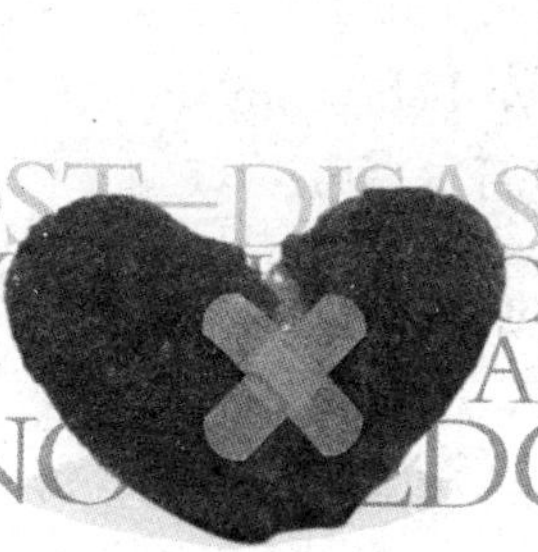

中国社会出版社

图书在版编目（CIP）数据

灾后心理救助常识/绪秀敏主编. —北京：中国社会出版社，2008.10

ISBN 978－7－5087－2262－7

Ⅰ. 灾…　Ⅱ. 绪…　Ⅲ. ①灾害—环境影响（心理学）②灾害—心理卫生　Ⅳ. B845.67

中国版本图书馆 CIP 数据核字（2008）第 134371 号

书　　名：灾后心理救助常识

主　　编：绪秀敏

责任编辑：李春园

出版发行：中国社会出版社　邮政编码：100032

通联方法：北京市西城区二龙路甲 33 号新龙大厦

电　话：(010)66080300　(010)66083600

(010)66085300　(010)66063678

邮购部：(010)66060275　电　传：(010)66051713

网　　址：www.shcbs.com.cn

经　　销：各地新华书店

印刷装订：**中国电影出版社印刷厂**

开　　本：140mm×203mm　1/32

印　　张：2.5

字　　数：25 千字

版　　次：2008 年 10 月第 1 版

印　　次：**2014 年 3 月第 5 次印刷**

定　　价：8.00 元

作者简介

绪秀敏

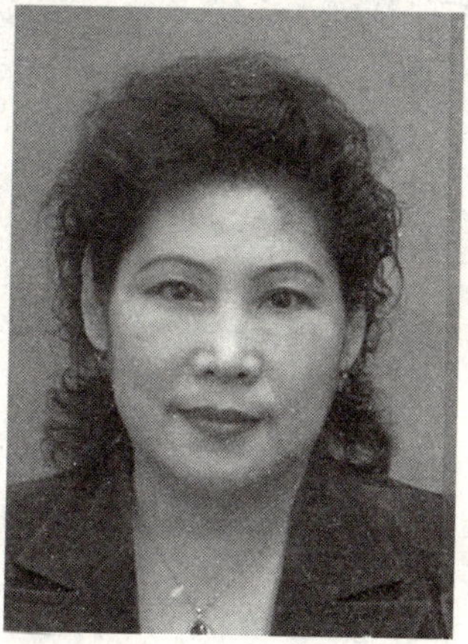

研究员、注册执业医师、高级心理咨询师、高级心理保健师。

北京东方绪缘科技开发中心主任，中国保健协会心理保健专业委员会副会长/专家委员，中国保健协会科普教育分会副主任专家委员，北京科技职业学院心理系副主任。

从事医疗工作30多年，在医疗和心理治疗方面经验丰富。在青少年心理咨询、婚姻家庭咨询、亲子教育及减压疏导、预防保健、生殖健康，包括艾滋病、自杀危机干预等方面有多课题的研究。多年来发表了几十篇有关各种疾病治疗、预防保健及心理健康的专题文章。2006年8月在第四届海峡两岸心理辅导论坛发表《心理保健与相关学科的关系》、《论青少年心理保健的意义》两篇论文同获一等奖；2007年6月在《中国保健》杂志发表文章《家庭教育对儿童心理成长的影响》引起很大关注；2008年编著的《专家谈中老年心理健康》一书很受读者欢迎。

于2006年荣获第三届“中国百佳魅力创业女性”荣誉称号；“中国行业明星风云人物”荣誉称号；第二届“共和国经济建设功勋人物”荣誉称号；2007年荣获“中国骄傲·第五届中国时代优秀新闻人物”荣誉称号。

前　言

“5·12”汶川大地震已经过去,心理救援工作全面开始。我们不仅要把灾区人民从废墟中救出,还要让他们作为健康的个体回归正常的状态。

重大灾难的出现，会使灾区民众引起一系列心理反应。如果这种心理反应过于强烈或持续存在,就可能导致人们的精神疾患。例如“5·12”汶川大地震、印尼反华暴乱、美国的“9·11”恐怖事件、东南亚海啸、缅甸的热带风暴……这些都属于重大灾害事件。我们中华民族是一个多灾多难而又坚强不屈的民族。随着科学的发展,面对灾害我们不仅要救助受害者的生命，还要抚慰他们受创的心灵。有研究表明,重大灾害后精神障碍的发生率为10%至20%,一般性心理应激障碍更为普遍,伤员和孤儿1/3有心理障碍。大量没有受过训练的年轻士兵、救援者、一线的新闻工作者,他们在直接面对重大危机时，惨烈的场面直击这些人的感官，在短时间内也会重创他们的心理承受力，使他们的心灵受到巨大伤害。公众在各种传媒渠道的影响下，心理也承受了不同程度的冲击，因此为了社会的和谐发展，心理救助是整个救灾活动中不可缺少的一部分。

此次“5·12”汶川地震事件使我们意识到，针对自然的、人为的及所有重大灾害事件后的心理救助的重要性。在灾难发生后，您可能会经历家园的丧失、亲人的伤亡，或是自己身体的伤害。幸存者常常会因灾难而在未来数周内产生一些身心反应。每个人的情况可能会有所不同，但是，所有这些在灾难后出现的反应都是正常的，是人对于非正常的灾难的正常反应，大多数人在灾难过去数月之内，这些反应都会渐渐地自行缓解。

灾难，让人与人的心走近了！

灾难，让我们加深了对自己的拷问——该如何珍惜这美好的今天！

活着，让全国人民首次把对心理健康的重视远胜于对物质给予的关注！

为此，我编写了这本易学易读的灾后心理救助常识，希望对大众有所帮助。

目 录

第一章 心理救助知识简答 …………………… 1

一、大众心理救助知识解答 ………………… 3

二、救助者心理救助知识解答 ……………… 11

三、亲子心理救助知识解答 ………………… 21

第二章 灾后心理指导 ……………………… 31

一、群体身心调适 …………………………… 33

二、对救援者的心理调适 …………………… 40

三、对传媒工作者的心理调适 ……………… 48

四、对传媒受众的心理调适 ………………… 51

第三章　灾后儿童与青少年心理指导 ········· 53

一、不同年龄层孩子出现的不同反应 ······ 56

二、心理疏导的方法 ························ 60

三、针对不同类型孩子的心理救助 ········ 63

四、灾区儿童心理指导注意事项 ·········· 68

结　语 ·· 71

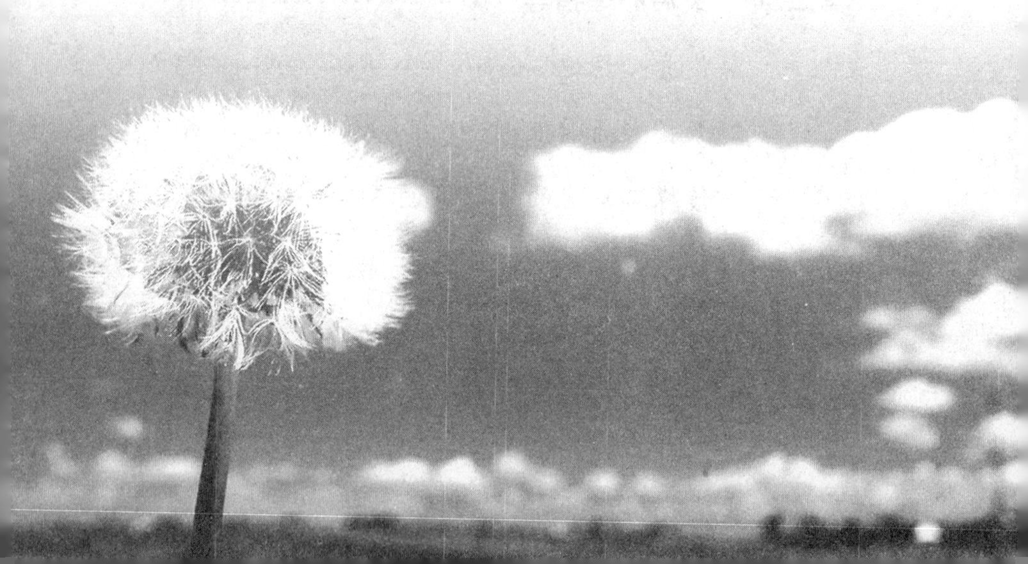

第一章
心理救助知识简答

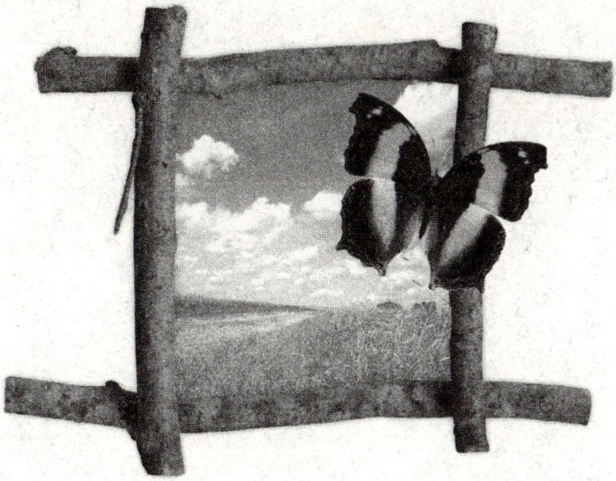

一、大众心理救助知识解答

在灾难中，也许你的亲人或朋友不幸受伤或遇难，甚至你自己也受到了伤害；也许你的经历只有自己最了解，但我们希望能够帮助你知道每一个人在地震灾害后可能会出现的反应，提供一些方法，帮助你渡过心理的难关，走出灾难的阴影，面对未来的生活。

1. 我以前从来没有听说过灾后心理救助，不知道心理救助对我们有什么用？

一般而言，灾后救助应包括两个部分：一为物质救助，二为心理救助。个体的物质损失总能在一段时间后得到恢复，但是其心理上的创伤如果不及时救助，有的甚至会伴随个体一生。

有研究表明，约占 70%的当事人可以在没有专业人员帮助的情况下自己愈合其心理创伤；另外 30%的当事人则或多或少会由此而产生一定程度的心理问题，日后表现出如焦虑、抑郁、躯体障碍、进食障碍、睡眠障碍、酒依赖和药物依赖等现象。

对于未成年人，由于对灾难事件无法进行完整的言语表达，也没有机会给予表达，他们所形成的心理创伤可能更严重些，更需要进行心理救助。

2. 我们自己没有遭遇严重的灾难，心理救助对我们而言是否就没有必要？

诚然，灾难当事人是我们救助的重点，但不是说其他人员就不需要了。有研究表明，一位当事人可能会影响周围很大一群人，对他人产生间接的心理创伤。因此，受灾地区最好是进行全面的心理救助，当然救助的程度及方法都可以有所区别。

3. 为什么灾后身体和心理都感到不适？

灾难发生之后，许多人会经历亲人的伤亡，或是自己身体也受到伤害。这种情况下，受难者因灾难而产生一些身心反应是正常的。作为一个帮助者，了解这些反应除了能适时鼓励他们表达自己的情绪外，也能避免他们压抑自己的想法，造成身心的不适而延长复原的时间。

4. 灾难后会经历的情绪与身体症状有哪些？

人们历经了像洪灾、地震、飞机失事等一般生活中很少遭遇的严重的灾难事件，均会产生一些日常生活中罕见的“正常”反应，有些人会变为冷漠、麻木，对周围环境与他人少有反应；有些人则会产生许多的情绪反应；还有些人会出现不舒服的身体症状。

很担心灾难会再次发生；

害怕自己或亲人会受到伤害；

害怕只剩下自己一个人；

害怕自己崩溃或无法控制自己。

不要隐藏感觉，试着把情绪说出来，并且让家人一同分担悲痛。

5. 这些担心及感受正常吗？

人们在地震后常会出现以下心理症状：为亲人或其他人的死伤感到很难过、很悲痛，思念逝去的亲人；觉得很空虚，不知道将来该怎么办，感觉前途渺茫；担心自己会崩溃或无法控制自己，觉得无助，没有人可以帮助我，觉得人很脆弱、人生无常，期待赶快重建家园……这些担心和感受都是正常的反应。

6. 如果我的亲友出现以上症状，我该怎样帮助他？

首先，尝试扮演一个良好的倾听者，给予情感的支持；态度明确，不用去回避某些话题，并提供正确的信息；不要试图用批评或责骂来帮助他们坚强，这种做法反映了你自己有太多的焦虑；在可能的情况下，尽量多地了解疾病相关的信息，鼓励患者接受治疗。患者伤痛的抚平是需要时间、鼓励和关心的。最重要的是培养一种态度：哀伤者有他们自己悲伤的方式，他们没有必要为了你而改变或修饰哀伤的方式。救助者要给他们一种感觉：你只是关注他们的感受，听听他们的失落、他们所爱的人的故事、他们的感受。

7. 面对伤痛，说出自己的感觉是明智的选择吗？

经历大灾难后，大部分人都会产生以上的担心和感受，这是正常的反应。不要隐藏自己的感觉，试着说出你的感觉，并且让家人、孩子与朋友一起分担你的悲痛，这样会让你感到比较好过些。请放心地表达这些感觉，如果压抑这些情绪或想法，反而会造成心理紧张与身体不适，使我们复原的时间拉长。

8. 在什么情况下需要心理学专业人士的帮助？

(1) 发现自己有很长的一段时间心情很乱，感觉有很多的压力，并且觉得很空虚，觉得自己快要撑不下去了；

(2) 在灾情发生一个月之后，仍然感觉麻木、迟钝，不断地保持忙碌，为的是让自己不去胡思乱想；

(3) 不断地想起地震的事情，睡觉时会因做噩梦而惊醒，或是有很多身体上的不舒服；

(4) 没有人可以和你讨论你的感受，你又觉得自己有这个需要；

（5）你的工作或人际关系变糟，让你很不舒服；

（6）从灾难发生之后，你抽烟、喝酒或吃药都变得过量。

9. 灾后该如何与丈夫（妻子）相处？

夫妻间的关系会因为灾变而产生紧张与冲突。因为性别的不同，在应对失去亲人的悲伤时会有不同的方式，失去孩子的爸爸多采取沉默而内敛的悲伤方式应对，妈妈会因为爸爸的反应，觉得自己孤独面对失去孩子的痛苦而责备爸爸，使得夫妻之间关系渐行渐远。了解到这种性别上的差别，彼此接纳各自的应对方式，共同表达伤痛，有助于夫妻关系更加紧密。

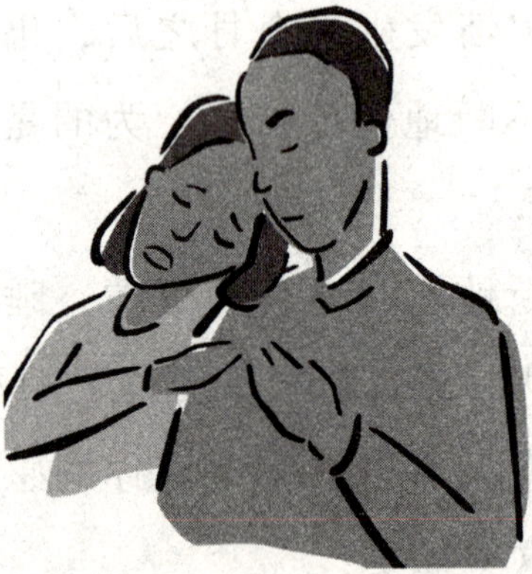

10. 该如何与其他受灾家庭相处？

灾变使大家都成为落难人，经历同样的劫难。许多家庭共同经历失去亲人、毕生财产的苦痛，所以，不必相互比较彼此的不幸。请记住：在灾难面前，你不是孤独的，可以和其他受害家庭相互扶持，一同走出悲情的生活。

11. 该如何应付亲友们过度的探访、热心的询问？

灾变刚发生时，亲友们的慰问和支持相当密集，有些亲友的慰问集中在哀悼失去亲人或叹息损失的财产；有些亲友会鼓励自己尽快忘记伤痛，往前看等，但是，忘掉伤痛并不容易，亲友只是努力地想要减轻你的哀痛，不要因此造成自己的压力。

由于亲友并未经历和你相同的遭遇，的确不容易感同身受，不要责备他们的误解，更不要拒绝他们的关怀。你可以明确地告诉亲友你要什么，不要什么，也可以要求信赖的亲友给予陪伴、心理支持及真诚的倾听。因为每个人有自己的应对态度，他们会理解和支持的。

12. 我该如何面对自责？

（1）自责是非理性的，没有任何人可以预测灾变发生的时间与强度，也没有人可以事先准备好应变非预期性的灾变；

（2）遭遇大灾变，要摆脱自责并非易事，甚至是一场长期的抗争；

（3）打开自己的心灵，听听别人不同的声音和解释，建立新的认知方式或许可以逐渐降低自责的感觉；

（4）时时用积极的说法来劝告自己，可以帮自己发展新看法而摆脱自责。

13. 如何帮助失去亲人的孤老？

可以以多种方式陪伴老人，认真倾听老人的诉说，告诉老人他并不孤单还有我们这些人在他身边。离开时给老人留下联络方式。当地政府要对老人及时做好生活安排和照顾，不要造成老人有被抛弃感。

二、救助者心理救助知识解答

灾难牵动着所有中华儿女的心，在帮助别人的时候，不要忘记同样要照顾好自己！

1. 如何帮助幸存者渡过心理危机？

灾害之后，受灾者有时会因悲痛、无助，转而抱怨、气愤，甚至责怪救灾人员，这是一种正常的应激反应，你大可不必因此激动或生气，为了更好地开展工作，务请尊重受灾者的苦难现实，接纳他们的情绪感受，并适当给予心理支持。

2. 除了谈话，我们还能做什么？

一句话，四个“无”，即无言的陪伴、无条件的倾听、无限的关怀和无条件的接纳。

在危机事件后，每一个当事人都有恐惧的

心理，此时很多人以为需要说一些话来安慰当事人，其实这是极错误的做法。因为这时候你所说出的话，大部分是为了降低你自己内心焦虑的话，对恐惧而言其实都是废话。真正有效的，是你的存在及陪伴。

让被助者一吐为快，是心理援助一个看似简单、实则不易的步骤，让被助对象说出心里话，像倒垃圾一样把内心深处的负性感受、想法不加掩饰地表达出来，才能引导他们向积极的方面走。当事人在危机事件后往往特别渴望关怀和理解，有时一杯温水胜过千万言语，手中感觉热水的温暖及眼见你关怀的动作，这才是他们最需要的。

对于哭诉者，最错误的做法，是叫他们不要难过、不要哭泣。其实正确的处理方法是给他一张面纸，他会感觉被你接纳，终于有人可以让他大哭一场，心中的刺痛便得以疏解。此时还要告诉他，哭泣、悲伤、内疚等都是人在痛苦时的一种很自然的情感表现，不是软弱，这是正常的。

3. 我父母地震中遇难只剩下兄弟二人，处于非常难过的时期，但是弟弟对未来表现得很乐观，兄长比较悲观，这是怎么回事？

每个人对危机应激反应的外在表现不一样，一个人虽然在外人面前表现得很乐观，但是他内心的创伤可能更严重，要给予同等的关照，千万不能忽略他。

另外一种情况可能是，遇到灾难后，受到的心理创伤程度、个体对灾难的认识和解释、个性特征、亲人和朋友给予的支持程度、适应能力等因素的影响，这些因素可能导致弟弟持乐观态度，能较快地走出心理阴影。

4. 身边的亲友，每当想起灾难的事情就会很恐慌，我们应该怎么帮助他们？

首先，我们应该在第一时间出现在他们的身边，给他们安全感。除了通过身体接触的方式让他们感到身边有人在陪伴，对儿童也可以给他们一些柔软的物体，让他们抱着，如抱枕头、布娃娃等。

当恐慌结束后，必须告诉他们是因为刚才想起的事情引起了恐慌，其实他们现在非常安全。如果他们中有人经常有这种恐慌情形出现，建议寻求专业心理人员的帮助。

5. 灾难发生后，他/她失眠、做噩梦，我该怎么办？

遇到这种情况，您可以在他/她入睡前陪伴他/她一会儿，跟他/她讲讲话，或放点轻松音乐。如果他/她一直无法入睡，则可以考虑陪伴他/她睡觉。

如果他/她做噩梦惊醒，要陪伴在他/她身边，帮助他/她再度入睡。早晨醒来后，要告诉他/她做噩梦是正常的，不要过分担心。

如果他/她持续做噩梦，建议寻求专业心理工作人员的帮助。

6. 大灾后我的身体受伤流血却不感到疼痛是怎么回事？

身体麻木的表现是由心理应激反应引起的，表明还没有从当时灾难中解脱出来，但必须及时进行伤口的包扎治疗，预防感染。

7. 灾难发生后，他/她经常向我诉说那次灾难的过程，我要不要制止呢？

很多人认为，在灾难后要尽量回避谈论那次灾难的过程，其实这种想法不是很科学。应该允许他/她说出那次灾难的过程，让他/她像倒垃圾一样将内心深处的负性感受、想法不加掩饰地表达出来，而且可以说得具体、详细些，我们要认真、耐心地倾听他/她诉说。时间长了，他/她可能逐渐会停止谈论这件事情。记住，不要限制他/她的倾诉，才能引导他们向积极的方面走。

8. 我的亲人在这次灾难中残疾了，我该如何面对这个事实？

首先要接受亲人残疾的事实，给予像以前一样的关照，不要让他/她产生被歧视的感觉，要把他/她当作一位正常人。鼓励他/她多与他人接触，放手让他/她做力所能及的事情，做完事情要给予表扬，增强他/她的自信心，认识到自己的价值。

9. 灾难发生后，他/她经常问起那次灾难过程中的事情，我要不要回避他/她的问题？

虽然谈论灾难过程中的事情会让人产生害怕、挫折、悲伤等消极情绪，但是不要试图回避这些事情，应该诚实地回答他/她提出来的每个问题。有时候，他/她会不止一次地问同样的问题，您应该不厌其烦地给予认真的回答，不要敷衍他/她。

有些人认为不幸是由于他/她造成的，应该耐心引导他/她充分认识到灾难不是由于他/她造成的，自然灾害是无法避免的，帮助他/她从深深地自责中摆脱出来。

10. 虽然灾难过去了，但是他/她问还会不会来地震，如果再来地震怎么办，我该如何回答？

遇到这种情况，您不能跟他/她说不会再有了，但是您可以教给他/她一些简单的防震措施和方法。如果有可能，可以一起进行防震和逃生的模拟演练。

要让他/她清楚，地震和其他自然灾害的危

害性。当灾难来临时最快捷的逃生方法。

11. 他/她会有意去寻找与创伤经验有关的事物，我要不要劝阻呢？

灾难发生后的前期，最好不要让他/她接触与创伤经验有关的事物。如果迫不得已，则要让他/她有充分的心理准备，可以问他/她这个事物让您想起了什么，允许他/她进行充分的言语表达和情绪宣泄。

虽然直面与创伤经验有关的事物有时也会有治疗效用，但是一定要审慎用之，要注意这些事物可能会对个体产生的心理和行为变化。

12. 灾难发生后，我想搬家或全家出去旅游，这样可以帮助我们忘掉这次惨痛的经历吗？

虽然环境改变，但是心理的阴影还是存在，因此搬家或外出旅游对心理恢复的帮助不是特别大，待在原来的地方，积极参与到重建家园的工作中可能对心理恢复有帮助。

13. 如果我要寻求心理帮助，哪里可以找到心理专业人员？

您可以查询专业的心理机构，或通过当地的红十字会推荐专业心理人员，还可以去医院寻找心理医生。

14. 如果他/她的心理问题我实在没有办法解决，该怎么办？

尽快向专业心理工作人员求助，最好请当事人能亲自到场。实在不行，您要详细了解他/她的问题是什么，给心理专业人员作出清晰的描述，以帮助心理专业人员准确地界定问题，提出科学和合理的心理治疗方案。

15. 如何帮助自己渡过心理危机？

目睹严重的灾难、骇人的景观以及承受救灾工作的过度负荷与不顺利，甚至危及个人生命财产的损伤等，这些沉重的压力，均会冲击人们的身心，造成许多的生理与心理反应。这些反应均是短暂的正常反应。它需要时间来慢慢抚平，最简单易行的方法是，及时与朋友、同事交流，让您逐渐恢复平静。

16. 教育工作者更急需心理支持吗?

各种灾难让学童面临空前重大的压力。学校复学之后，学童心理复健的责任便直接落在教师的肩上。然而大多数的教师也是灾难的受害者，承受着丧失亲友的伤痛、丧失财产的损失，同时身兼受灾者与救难者的双重角色。即便是自己未亲身经历灾害、失落亲友，但经由媒体的报道或亲友间的传述，也真切地感受到灾难的震撼。因此，在复学之后，如何面对尚未平复的心理创伤势必成为校园内每一位成员所必须立即面对的。若教师无法先平复自己情绪，将对学童造成相当大的负面影响。

出现上述反应时，请注意这些都是正常的心理反应。而您能为自己做的事就是试着减轻自己的心理负担与痛苦，早日从灾变的冲击中恢复过来。

17. 我是一名志愿者，当看到救灾工作进程缓慢时，我总是破口大骂，自己都控制不了自己，我怎么了?

这是心理将要崩溃的表现，适当的休息，

合理的饮食；与同事进行情感交流，疏缓心理压力，尽快换防；在灾害与伤痛过去之后，要想办法让自己的生活尽量维持正常。

18. 我是一名记者，即将奔赴抗灾一线，我该做哪些心理准备？

首先进行自我鼓励，告诉自己我一定行、我可以的……

做好自己的作息规划，保证饮食、保证适当的休息，转换思路，调节情绪。例如，单独的时候哼唱歌曲，与亲友沟通保持联系，带一些增加信心的物品，比如父母给的护身符，多给朋友发短信等，做好面对灾难和辛苦的心理准备。

19. 如何进行解放军指战员的心理调试？

在“5·12”地震救灾过程中，抢险部队官兵面对死亡、尸体和废墟，还有昼夜不断地疲劳作战，很容易产生精神紧张、情绪不稳、焦虑、失眠等不良心理倾向，因此需要对这部分官兵进行心理救助。

部队要组织建立一个心理恢复系统，给官

兵进行心理减压，以放松心情。用集体心理暗示的疏导方法进行专业的心理疏导。

三、亲子心理救助知识解答

灾难会让孩子觉得害怕、困惑、感到不安全。无论是亲身经历灾难，或只是通过电视、听到成人谈论灾难，孩子都可能产生情绪的变化。大部分孩子对于灾难的反应时间较短，也有些孩子不容易从灾难反应中恢复过来。

灾难来了，孩子有什么反应？您了解孩子吗？作为家长、社会工作者应该从哪些方面帮助孩子呢？

1. 孩子对地震灾难有哪些反应？

担心父母将死去，担心自己会被孤独抛下，担心灾变会再次来临。

对黑夜、分离或独处出现过度的害怕，会特别黏附父母；对陌生人害怕，伴有担心、焦虑及头痛或抱怨等情绪反应。年纪小的孩子会出现退化行为，如尿床或咬手指，饮食或生活作息习惯改变，不想上学，攻击或害羞的行为增加，做噩梦等。

2. 哪些孩子受到的影响最大？

（1）直接暴露在灾难面前。比如，被疏散、目击他人受伤或者死亡，受伤并感到自己的生命受到威胁；

（2）失去亲人和朋友或者亲人和朋友受重伤；

（3）由于灾难引起的持续压力，比如重新安置，和朋友失去联系，失去自己的物品等；

（4）灾后出现严重的家庭内冲突；

（5）孩子原本就有其他疾患。

3. 如何与孩子讨论灾变事件？

（1）鼓励或接纳孩子讨论事件发生的过程；

（2）允许他们表达因灾变而来的挫折、混

淆、害怕及悲伤等情绪；

(3) 向孩子保证你会一直陪伴他们，他们会安全无虞；

(4) 孩子不会一夜长大，相信他们会慢慢地变得懂事、成熟、听话。

4. 在地震之后，孩子最害怕的是什么？

(1) 以后还会有这样的事情发生；

(2) 和他们关系密切的人可能会遇难或者受伤；

(3) 他们孤单一个人或者和家人分离。

5. 面对学生的非常行为我们怎样引导？

可以与其他教师讨论，相互支持、鼓励。

对学童多些包容。学童面临如此重大压力、伤害时，可能会出现一些非正常行为。例如，学童会很黏老师、愤怒攻击其他学童，或出现一些幼儿时期才会有的行为，给予理解和引导，不过分强调对与不对，用转换情绪方法引导其宣泄情绪，减少孩子们的心理压力。

6. 满腔热情想帮助孩子，孩子却拒绝谈论灾后创伤或拒绝关心，如何引导？

当发生上述情形时，应确认孩子的需要，再提供可能的协助。

尽量避免提到灾害时的场景，要让孩子感到你是他的朋友，非常需要你的帮助。可针对性地设计多种疏导方法，尽量让孩子与现有的亲人和朋友在一起。

7. 非灾区孩子是不是也需要心理疏导？

有些看了地震救援报道的孩子总是难以控制地胡思乱想，还会经常性地反复地幻想自己经历了地震，被埋在废墟中，很无助、很恐慌的感觉，还会想父母突然离去了，自己该怎么办等问题。

例如，这次地震，观看新闻节目《抗震救灾众志成城》，常常令人流泪不止。看完之后，心情也久久不能平静。成人尚且如此，青少年恐怕影响更大。相信这种灾难过后的感同身受，所有观众都会受到影响，尤其是心智尚未成熟的青少年。他们同灾区的孩子们一样也需要心理疏导。

对于青少年的生命教育，包括如何看待生命，如何珍惜生命，如何保护自己的生命。生命的本质就是无常。如果懂得生命的无常，接受生命的无常，我们就可能不再恐惧这种无常，反而面对生命会有很多作为。

8. 地震之后，跟孩子交流时应该注意些什么？

(1) 允许孩子提出问题；

(2) 敢于承认有些事情你回答不了；

(3) 根据孩子的接受水平来回答问题；

(4) 和孩子讨论一些应急计划；

(5) 和孩子讨论他们的恐惧，以及看似无关的话题；

(6) 限制孩子看到或者听到有关灾情的报道；

(7) 告诉孩子没有不好的情绪，在这样的事件面前，很多反应是很正常的；

(8) 不要因为发生的事情怪罪自己；

(9) 让孩子谈谈灾难中表现出的好事情，

比如相互救助、家庭重聚等。

9. 在避难所，家长要注意什么？

地震之后，很多人不得不进入临时的住所进行庇护，或者需要重新安置。在恢复过程中，家长的情绪、临时住所的环境和居住时间，是否有朋友或者熟悉的人在身边、在庇护所的活动等都会对孩子在灾后的心理调适造成影响。在可能的范围内，家长应该注意以下几点：

(1) 让孩子有机会见到自己的朋友；

(2) 在临时住所，允许孩子带一些自己喜欢的东西；

(3) 保持生活规律性，让孩子知道下面会发生什么，包括尽快让孩子回到学校；

(4) 让孩子可以谈论自己的感受，仔细倾听孩子的恐惧和担忧；

(5) 注意由于重新安置而导致的问题，尽量满足孩子的需求；

(6) 考虑孩子本身的发展情况和特殊经历。要注意的是，孩子是变化的，他们对于重新安置的反应也会变化发展。

10. 家长应怎样与孩子交流？

(1) 和孩子谈谈他（她）对灾变后的感觉，也分享你对他的感觉；

(2) 告诉他（她）发生了什么，并用他（她）能懂得的方式让他了解；

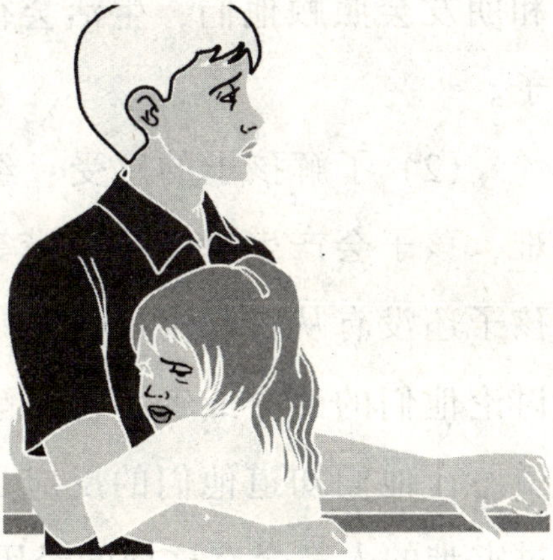

(3) 让孩子放心你和他（她）现在都很安全，也都会在一起，你最好常常向孩子重复这项保证；

(4) 抱抱孩子，拍拍孩子；

(5) 睡前，多花一些时间陪孩子；

(6) 接纳孩子对失去的玩具、用具，甚至房子的哀悼；

(7) 若您感觉孩子在学校会有问题，要与老师沟通，并一同处理可能的问题。

11. 家长如何帮助自己的孩子?

(1) 保持镇定：孩子们并不知道发生了什么事情，他们要从大人那里了解。告诉孩子我们遭到地震，受到了很大的损失，同时强调全社会都在共同努力共渡难关。向他们保证家人和朋友会照顾他们，生活会很快回到原来的样子。

(2) 了解孩子的感受：经历了这样的大灾难，孩子会产生恐惧、惊慌等情绪反应，很多孩子还没有从惊吓中反应过来，要允许孩子们讨论他们的感受或者担忧；耐心地听孩子们诉说。让他们知道他们的反应是正常的，每个经过灾难的人都会有这样的经历。

(3) 鼓励孩子们谈谈地震：孩子们需要一个机会，在安全包容的环境下，讲出他们的经历。如果孩子不想说，也可以让他们画画或者用其他方式表达。说出自己的经历对孩子很重要，可以帮助他们了解所发生的事情并发泄出隐藏的情绪。

(4) 良好的处理问题方法：让孩子学着处

理地震带来的种种问题。鼓励孩子们用现实、积极的方法来解决问题，让他们了解在不同的情况下都可以用哪些方法来处理问题。这样可以帮助孩子控制自己的焦虑，更好地面对以后的生活。

(5) 和其他小朋友多交流：孩子可以从朋友身上得到支持，减少不安全感，也可以互相学习如何处理问题、渡过难关。尤其当家长不能在身边或者不能提供足够帮助的时候，孩子更需要从老师、同学那里得到支持。同时，帮助他人也有助于孩子缓解自己的焦虑和恐惧。

12. 如何不让成人的痛苦焦虑情绪影响孩子？

对于未成年的孩子来说，亲人和老师是他们学习的榜样。如果您自己处于恐惧和焦虑之中，那么很可能这种情绪状态会潜移默化地影响孩子。虽然他们没有将同样的情绪状态表达出来，但是他们的内心已受到了影响。家长在照顾孩子的同时，也要照顾好自己，照顾好自己的身体，也花些时间处理自己的情绪。如果你很沮丧或者焦虑，你的孩子也会有这样的体会。和身边的人分享自己的感受能让你觉得有所依靠和安全感。

当然，许多成人也会遭受灾后的心理创伤，如果您自己无法走出心理阴影，建议您去寻找专业心理人员进行心理治疗，先调整好自己的心态，以便更好地帮助孩子与其他人。

第二章
灾后心理指导

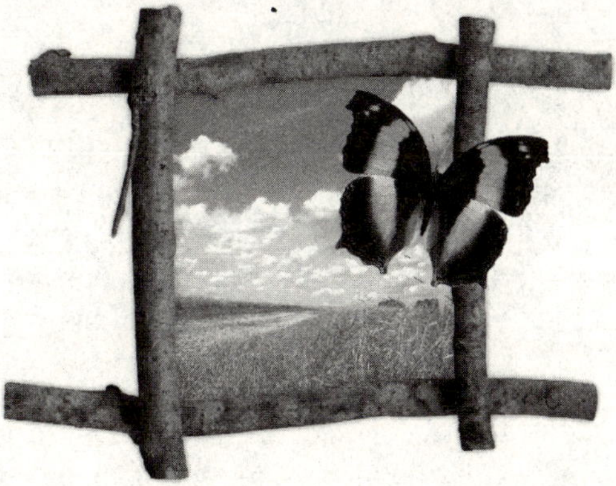

一、群体身心调适

在灾难发生之后，活下来的人可能会经历家园的丧失、亲人的伤亡，或者是自己身体上的伤害。活下来的人常常会在灾难后的数周内产生一些身体和心理的反应，具体到个人，每个人的情况可能会有所不同。但是，所有这些在灾难后出现的反应都是正常的，是人们对于灾难的正常反应，大多数人在灾难过去数月之后这些反应会自己慢慢缓解。

（一）身体出现下列状况

1. 很容易感到疲劳；
2. 全身或部分身体发抖或抽筋；
3. 感到呼吸困难；
4. 喉咙及胸部感觉好像被东西堵住了；

5. 肚子剧烈疼痛；

6. 记忆力减退总是遗忘，甚至丧失部分记忆；

7. 肌肉疼痛，包括头疼、脖子疼、背疼；

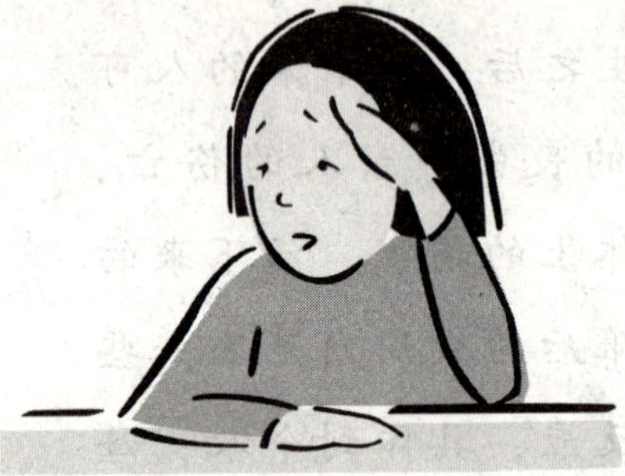

8. 短时间的头晕或者比较长的时间头昏眼花；

9. 内分泌失调；

10. 心跳突然加快；

11. 反胃，拉肚子。

以上这些身体上出现的状况都是心理出现反应引起的。

（二）心理上易出现下列反应

1. 恐惧和担心

很担心灾难会再次发生。害怕自己的亲人会受到伤害，害怕只剩下自己一个人。害怕自己崩溃或无法控制自己。

2. 悲伤

(1) 这是最常见的感觉和情绪，为亲人或其他人的死伤感到很难过、很悲伤。

(2) 大多数人会以大声号哭或不断哭泣来宣泄，得以舒缓积压在内心的痛苦情绪。

(3) 少数人以麻木、冷漠、无表情来表达。

3. 内疚感

(1) 觉得没有人可以帮助我，恨自己没有能力救出家人，希望死的人是自己而不是亲人。

(2) 因为比别人幸运而感觉罪恶。

(3) 感到由于自己的过错或者自己没有做能够使亲人避免死亡的事而愤怒。

(4) 觉得上天对自己不公平。

(5) 救灾的动作总是太慢了。

(6) 别人根本不知道我的需要，不理解自己的痛苦。

4. 无助感

(1) 觉得人太脆弱，不堪一击。

(2) 不知道将来怎么办，感觉前途一片茫然。

(3) 觉得世界末日到来或一切转眼成空。

5. 强迫性的重复回忆

(1) 一直想逝去的亲人，心里觉得很空虚，无法想别的事情。

(2) 创伤事件的画面在脑海中反复出现，一闭上眼睛就会看到最恐惧、最悲伤的画面，生出失望和思念的情绪。

(3) 不断期待奇迹出现，却一次一次地失望。

(4) 一种爱的失落感。

(5) 对死亡亲人的怀念，常有如针扎心般的感觉。

6. 希望

期待重建家园，希望更好的生活将会到来。

所有的心理救助不是救援者单方面能做到的，也需要幸存者的配合。所有的心理救援都是需要具体问题具体分析的，不是单一模式的。下面我们根据不同的人群举例进行说明。

某男 35 岁在“5·12”地震灾害中失去了妻子和儿子，此时的他感觉麻木，只觉得一切成空，老婆、孩子的死都是自己没能及时救出他们造成的，每晚都能听到他们的呼救声，看到他们惨死时的场面。

应让幸存者知道：

(1) 自己告诉自己：还有很多人需要我，不能倒下。

(2) 努力在朋友和其他亲人面前痛哭出来，告诉自己这是正常的表现，不是懦弱的表现。

(3) 一定要坚持吃饭，食物和营养是战胜疾病创伤进而康复的保证。

(4) 面对死去亲友的遗物进行换位思考，假如死去的是自己而活下来的是对方会怎么做。

(5) 接受别人的帮助。

(6) 与有相同遭遇的人一起互相鼓励加油。

(7) 向自己信赖的人诉说自己的不幸遭遇，不隐瞒。

(8) 与自己有相同遭遇的人互相帮助、互相鼓励。

(三) 心理指导

1. 首先要表现出对幸存者的真诚，对他经历的痛苦和危险感到很难过。此时可以采取一些手势或者肢体语言。比如，强力的握手、坚定柔和的目光、紧紧的拥抱。有的时候无声的陪伴也是一种办法。

2. 给幸存者尽量营造一种安宁的气氛，可以利用音乐、环境、花草、电影、气味，例如一些香精等手段。

3. 采用低沉舒缓的语气对幸存者说：你现在安全了，前提是这个人确实是安全的。

4. 肯定地告诉幸存者他的所有反应都是正常的，每个有类似经历的人都可能会有如此的反应。

5. 看到这样的事情、听到这样的事情一定令人感到难过、痛苦。

6. 你现在的反应是正常的。

7. 事情可能不会一直是这样的，它会好起来的，而你也会好起来的。

8. 你不应该克制自己的情感，想哭就大声地哭出来吧，愤怒、憎恨、想报复就表达出来，在特定的环境里开展。比如，在单独的帐篷里准备各种球让人去砸、撕碎纸片……引导情绪的宣泄。

9. 进行一些娱乐活动让幸存者暂时忘记伤痛。

(四) 避免使用的语言

1. 我知道你的感觉是怎样的。

2. 你能活下来就是幸运的了。

3. 你是幸运的，你还有别的亲人等。

4. 你还年轻，能够继续你的生活，还能再找到另外一个人。

5. 你爱的人在死的时候并没有受太多的痛苦。

6. 他/她现在去了一个更好的地方，更快乐了。

7. 在悲剧之外会有好事发生的。

8. 你会走出来的,不会有事的，所有的事都不会有问题的。

9. 你不应该有这种感觉。

10. 时间会治疗一切的创伤。

11. 你应该回到你的生活，继续过下去。

当不良的情感持续时间超过三个月以上，

就表示需要找心理医生的帮助了。

二、对救援者的心理调适

地震和其他重大灾害的救援者，常常出现由于对生还者及其创伤的同情和共同的感受，而使自己出现严重的身体疲惫和心理困扰，甚至心理崩溃。灾场如战场，因此到现场，一定要做好自我的心理调整，并在必要时寻求专业人士的帮助。面对死者，面对救灾中随时出现各种状况，面对幸存者亲人的离散和灾后恢复工作长时间处于高度紧张刺激的状态，救援者可能会受到很大的心灵创伤造成身心疲惫。长期的休息与睡眠不足会出现心理崩溃。

（一）身体上的反应

1. 眩晕；

2. 呼吸困难，上不来气；

3. 紧张无法放松；

4. 头痛；

5. 胃或其他地方疼痛；

6. 感觉浑身发软。

（二）心理上的反应

1. 与别人交流不畅快。

和战友、同事或其他工作人员之间的语言交流表现出不再流利，变得反应迟钝。

2. 情感迟钝。

面对死去的人不再感到悲伤，认为死亡很平常。看到幸存者不再感到激动开心，认为无所谓，对流血断肢没有任何感觉，认为很正常。

3. 对自身原来固有的道德观产生怀疑，变得不相信公平、公正等真理。善恶是非的观念发生巨大变化。自身变得愤世嫉俗。

4. 对自己经历的一切感到麻木与困惑。

由于长时间的高度紧张与劳累对自己正在做的事情产生了厌倦和疲乏感，只是盲目地重复同样的工作流程。同时对刚开始时所拥有的高尚目标产生了怀疑，觉得不管怎样努力都距离目标太遥远了。

5. 救援者因为长期的超负荷工作得不到休息感到心力交瘁，筋疲力尽，感觉特别生气。例如，对周围的人、政府官员的办事效率不满，对媒体感到痛恨和愤怒。

特别是看到一些东西或人员没有马上到位，总是想破口大骂。

6. 感到不够安全。

总是感受到再次危害的存在，无法让自己的心情放轻松一些。在动荡环境下无法感受到安全。

7. 睡眠出现问题，总是噩梦不断。

即便是非常疲倦也无法入睡，一闭上眼睛总是梦、是灾害场面。

8. 注意力不集中和决策困难。

无法集中精神在自己正在干的事情上，脑

子总是在想别的东西。在进行营救过程中总是犹豫不决。

9. 缺乏自制力，愤怒，缺乏耐心，与他人关系紧张。

动不动就发火，发过之后也后悔，但是一遇到事就控制不住自己。对自己所做的事情缺乏耐心。对别人总发火，有时候还破口大骂。

10. 失去信任感。

对于自己本身的能力不再信任，对于所在团队的能力不再信任，对于国家缺乏信任感。

11. 职业困扰耗竭感。

(1) 怀疑自己对这个位置的选择，感到自己的能力太微弱无法做太多的事情。

(2) 感到十分愧疚，总是认为自己应该做得再好一点，如果再早到现场一些时就可以救更多的人。

(3) 过分地为受害人悲伤忧郁，长时间地处于悲伤情绪中。

(4) 对于自己只剩下最后的一点力气，但是还有太多的人没有救出来而感到绝望。

(5) 对于自己也需要别人帮助感到难堪、尴尬。

(三) 产生症状的原因

1. 救援人员缺乏一定的休息，过于发挥忘我精神；

2. 每个救援者的工作量都很大，有些人则已经超过其自身的承受范围；

3. 缺乏有救援经验的人指导；

4. 救援者本身有个人的心灵创伤和身体素质问题；

5. 在开展救援的初期对自己能力抱有过高的期望。

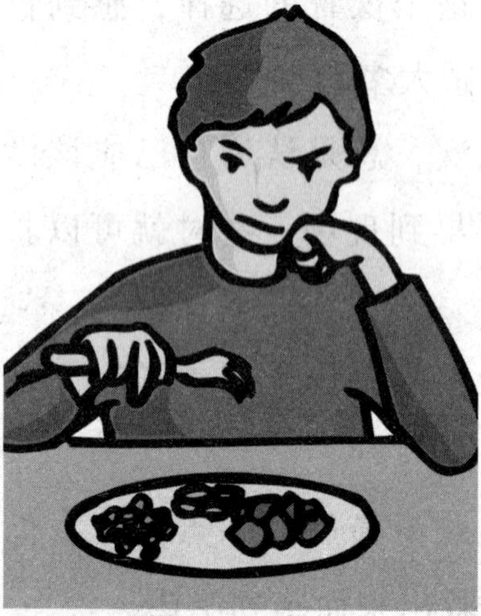

(四) 救援者自我调整十条

1. 保证一定的休息时间，要充分保证一定的睡眠时间；

2. 保证定时定量的饮食，不

管有没有胃口；

3. 保持与家人朋友的联系，把自己在工作中的一些事情向家人讲述；

4. 同事之间相互支持，适当的时候把自己的感觉和救灾经验与同事讨论和分享，如果可能，每天找一个时间救援人员一起分享自己的情绪；

5. 找到放松娱乐的方法安排好休息娱乐，如可以学习解放军的拉歌；

6. 不要总是和受害者在一起，有救援者独处的时间；

7. 尽量不去其他灾难的现场，避免受到不必要的伤害；

8. 可以写日记，把自己感受写出来或者找人谈谈工作中的困难情况；

9. 与同伴互相鼓励、打气，相互间给予肯定不指责。多用鼓励的手势，比如竖起大拇指，可以让救援者把手搭在一起大喊加油！

10. 允许自己有一些不好的情绪，并表达出来不隐藏。

(五) 科学救援

救灾中出现多例救援者因身心极度疲惫晕倒在工作岗位的现象。出现这样的结果是由于救援者长时间没有休息，长时间地处于大量工作当中；

缺乏科学的饮食保证；

在救援者当中缺乏相互间单独的沟通与交流；

缺少救援经验。

因此每个救援者出发前一定要记住救援者自身心理调适的十条忠告，这样就会减少救援者不必要的损失。

救援者归来后要好好休息，可按以下方法进行自我心理调适：

1. 在从灾区回来后尽量不要再看有关灾难的报道，适当地进行一些体育活动，例如羽毛球、篮球等；

2. 在与家人团聚后，尽量合理地进行营养补充，并且多进行家庭集体活动，比如一起看喜剧电影；

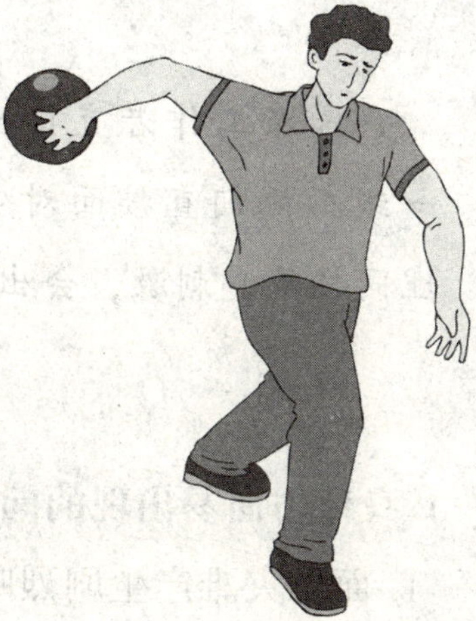

3. 同时可以做一些修身养性的事情，听音乐、读书……

4. 当救援者归来后，发现自己有心理问题不要隐瞒，要积极地找心理医生进行疏导，不要感到害怕、自卑和尴尬。

三、对传媒工作者的心理调适

传媒工作者直接出现在灾难的第一线，他们直接面对灾难。他们的心理同样承受刺激，会出现一些问题。

（一）身体方面易出现的问题

1. 面对灾难产生剧烈呕吐感；
2. 手脚感到冰凉浑身发抖；
3. 呼吸困难，大脑一片空白；
4. 心跳加剧；
5. 感觉头晕眼花。

（二）心理方面易出现的问题

恐惧、沮丧、悲哀、烦闷。

（三）传媒工作人员出征前应做好的工作

1. 出发前自己一定要给自己打气，增加信心；

2. 注意保证饮食和休息；

3. 将亲人的东西放在身边给自己坚定信心；

4. 适当的时候放松自己，和同事互相鼓励；

5. 坚定自己的报道是观众需要的；

6. 不管自己多忙都要和亲人联络。

（四）将采访转换成心理疏导

无论是亲历者还是救援者，都不同程度地存在心理问题。媒体工作者如果不加节制地采访，会在某种程度上加剧一部分人的心理危机。应将危机救助措施的报道，变成增加人们心理应激基本常识的报道。

媒体有必要在采访的时候，适当地转换方式，巧妙地将揭疮疤式的采访活动变成一次心理疏导。

其实，采访本身就是一个心理疏导过程。媒体记者不应让当事者一遍遍地讲述自己被压在废墟里时的感受，而应陪着受害者特别是孩子，拉一下家常，不但能照样“套”出孩子的真实想法和感受，还能化解他的一些应激心理反应，起到心理疏导的作用。而对于一些成年亲历者，记者更无须提醒他们去回忆灾难到来时的情景，只须静静地听他们叙述和哭泣即可。对受到心理重创的受灾同胞来说，倾诉和哭泣就是减轻心理问题的良方，他们现在需要的是倾诉的对象，从记者的工作性质和工作目的来看，听他们倾诉无疑是一举两得的事情。

（五）现场回来后自我心理调适

1. 尽量让自己不去接触有关灾难的任何消息；

2. 可以适度地进行聚会活动，但不要太累；

3. 可以找个时间读一些描写景物的文章让心情放松；

4. 选择听一些自己喜欢的音乐，在夜晚放一些舒缓的音乐促进睡眠；

5. 通过按摩或者沐浴放松心情；

6. 寻找时间学习茶艺或者阅读诗词等传统中国文化，促进心情平和，减少恐惧；

7. 在亲友陪伴下到自己想去的地方旅游，放松身心；

8. 进行一定体育锻炼，促进睡眠；

9. 通过体育锻炼或其他方法，把压抑在心中的沮丧、委屈宣泄出来。

四、对传媒受众的心理调适

人民群众的心理在这次大灾难中也受到影响，传媒不断的、重复的灾难报道，使很多人的心情变得焦虑暴躁，感觉灾难就在身边，对未来生活感到迷茫。

(一) 心理反应

1. 看到了太多悲惨画面或者报道，情景总是在头脑中不断浮现，害怕死亡，整天处在感动、悲伤、恐惧甚至焦虑的状态里。

2. 想不停地找人说话，而且聊的都是关于灾区的事情。

3. 对现有的工作、生活，或以前所要奋斗的理想目标等，产生了失望和怀疑情绪。有负罪感，想要为灾区做点什么……

(二) 自我心理疏导

1. 学会暂时转移注意力，少看报道，尽量离开信息源，避免再度接触悲惨情景，降低接受刺激的频率。比如，看一些书籍，如诗歌、散文。

2. 多关注正面积极的信息，看到事情乐观的一面，学习认识一下人生，面对变化无常的人生，学会去珍惜身边正在拥有的东西。

3. 敞开心扉，相互倾诉，宣泄情感，面对灾难后人性的震撼学会感恩。

4. 调整生活工作节奏，放松情绪，放下从前的匆忙，思考一下人生的真谛。

5. 渐渐地恢复正常的生活环节，哪怕每天只带入一个小小的细节，面对灾难学会直面以对。

6. 相信只要团结就一定会战胜所有困难，不要一味沉陷在悲痛里，学会化悲痛为努力生活的动力，力所能及地为灾区作贡献。

第三章
灾后儿童与青少年心理指导

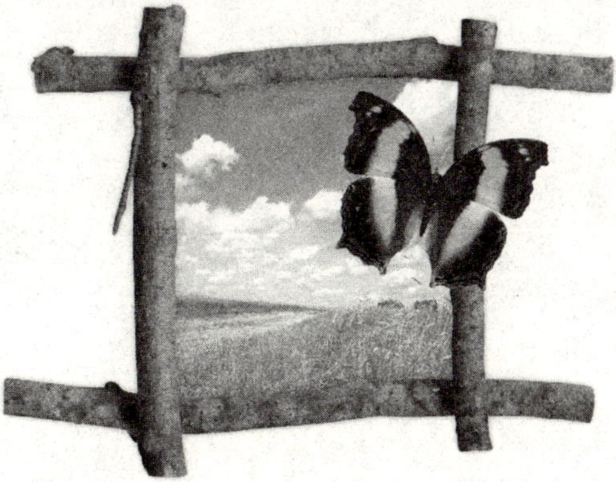

当世界遭遇台风、地震、战乱等天灾人祸的时候，日常生活里出现了各种各样的意外事件，我们不能担保给儿童与青少年一个完全没有阴影的未来，但是，只要我们具备相应的知识，避免陷入由于无知带来的误区，即使意外发生，我们也能够帮助孩子走出阴影，让欢笑重新回到孩子的生活中。不让灾难给儿童与青少年的心里蒙上永远也抹不去的阴影。

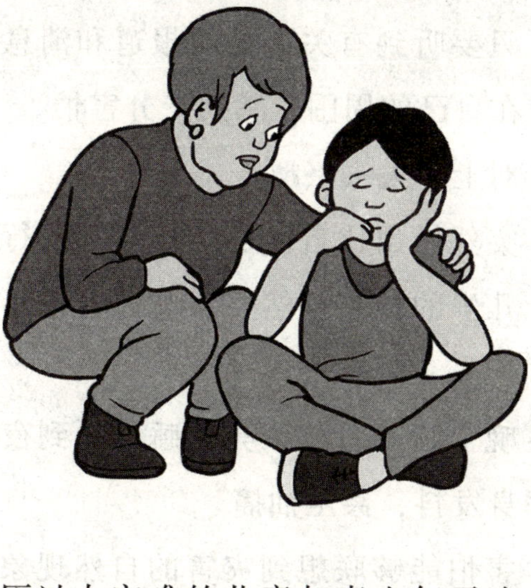

经历过大灾难的儿童与青少年无论在身体上、心理上或行为上，都会产生许多反应。一

般来说，这些情绪反应不会持续很久，有些很好的孩子有可能在灾难发生数周后才逐渐地表现出来。由于儿童与青少年对灾害事件的想法与成人不同，因此表现出来的也不一样。

一、不同年龄层孩子出现的不同反应

（一）儿童与青少年的共同反应

1. 只要听到有关灾难的报道和消息就认为会发生在自己的周围，感到十分害怕。

2. 对上学失去兴趣。

3. 突然做出比自己实际年龄小的行为。例如，十几岁的孩子竟然要亲友抱着或要用奶瓶喝水。

4. 晚上睡不着、天亮才睡，一到夜晚就害怕得浑身发抖，甚至抽搐。

5. 害怕能够联想到灾害的自然现象。例如水灾后一看到大雨闪电就会大哭不止；火灾后一看到火光就浑身战抖，用水把全身淋湿；只要感到轻微的晃动，如汽车急刹车时的晃动，便会落荒而逃。

(二) 不同年龄孩子的不同反应

1. 学龄前（1~5岁）的反应：

(1) 孩子会不停地吮手指；

(2) 孩子尿床；

(3) 一到天黑，看到动物就哭闹不休；

(4) 过分地黏父母或老师；

(5) 以前说话清楚，突然变得口吃或者不再说话；

(6) 突然吃得少了或者多了。

这个年龄层的孩子，在他们熟悉的环境因为灾变而遭受破坏后，会特别显得脆弱，因为他门通常缺乏处理紧急压力的语言和思考能力，期望亲人来帮助安慰他们。

2. 学龄儿童（5~10岁）的反应：

(1) 很容易发脾气；

(2) 向大人哭诉心理恐惧，哭着要爸爸妈妈；

(3) 十分黏人；

(4) 在家或学校总是打架攻击别人；

(5) 故意和弟弟、妹妹或比自己年龄小的孩子竞争大人的注意力，如故意摔倒要人扶；

(6) 总做噩梦，害怕黑暗和夜晚；

(7) 逃学情况很多；

(8) 在和同伴活动当中退缩；

(9) 在学校失去兴趣，不能专心听课。

行为比实际年龄小几乎是这个年龄层的典型反应，失去宠物或有意义的物品对他们而言特别难过，难相处。

3. 青春前期（11~14 岁）的反应：

(1) 总是失眠；

(2) 吃不下饭；

(3) 在家里造反；

(4) 任何事情都不愿意做；

(5) 在学校里易出现的问题（打架、逃学、失去学习兴趣，有寻求注意的行为）；

(6) 身体上的问题，（不明原因的疼痛，头痛、皮肤过敏、排泄紊乱等）；

(7) 失去和同龄一起活动的兴趣。

4. 青春期（14~18 岁）的反应：

(1) 出现气喘、头痛，全身紧绷，食欲减退，月经紊乱，内分泌失调；

(2) 情绪上出现烦躁或者冷漠，对异性兴趣降低，总担心自己生病，注意力不集中；

(3) 行为上，不负责任，有犯法行为，对父母的控制想要对抗的反抗减少；

(4) 容易因为同龄人活动被瓦解，以及共同努力时失去大人的依靠而难过悲伤。

面对灾害有一些孩子会过早地成熟起来，这样的孩子一般会将不良的情绪埋藏起来，会使不良情绪延迟爆发。

特别是青少年、儿童急需要心理救助。因为青少年和儿童心理发育尚不成熟，心理承受能力和心理适应能力、自我调试能力都比较差，对严重灾害带来的一系列精神伤害难以承受，其心理挫折反应也会更严重。因此，大灾之后应尽量将孩子带离灾难现场，给孩子以安全感，减少孩子们的心灵创伤。

二、心理疏导的方法

1. 心理救援者来到孩子们周围首先要做的是观察，观察孩子们的情况。

2. 与孩子们进行一些肢体的接触。比如，拥抱、抚摸都可以减缓孩子的心理压力。

3. 与孩子们进行交流，尽量减轻灾害对孩子的刺激强度。成年人，尤其是孩子的父母，不宜在孩子面前诉说悲惨事件，夸大灾情，而应尽量隐瞒灾害给家庭造成的巨大财产损失和亲人的伤亡情况。

4. 多鼓励孩子在救灾当中协助父母、学校老师做一些力所能及的事，使他们感受到自己被重视和信任，从而充满自豪与信心。

5. 要帮助孩子对灾害刺激建立积极的心理救助机制。父母良好的心理状态、沉着有力的救灾姿态、舍己救人的无私精神，是最大的心理支柱。家长要冷静、坚强勇敢地告诫孩子不要害怕。

6. 根据具体情况进行针对性地心理疏导，大地震时一部分学生逃了出来，对这部分学生进行疏导可以采取较为直接的方式：

（1）与孩子交流要掌握技巧，不可直接涉及灾难。

（2）可以问一些孩子感兴趣的话题。比如喜欢的动画是哪个？如果你是解放军叔叔想帮人们做哪些事情？给孩子的问题要让孩子能够自由表达，让他们感觉自己是有力量的，并且他们还能帮助别人。

（3）当被问到灾害事件的时候，先要表扬他们的勇敢，夸他们是勇敢的好孩子。

（4）让孩子知道灾害不是自己的错。当这群孩子被问到地震是怎样一回事时，大多数孩子说不出正确答案。有些孩子错误地认为是因为人类不保护地球，不爱护环境，乱扔垃圾所致；个别孩子竟然认为是小孩表现不乖导致的。心理疏导必须详细讲解地震形成的原因，让孩子知道灾害不是他们的错，正确地看待灾难才能够摆脱心理恐惧。

7. 如何辅导孩子做一些游戏来抚慰他们的心灵：

（1）可以找一些颜色鲜艳的卡片，让孩子们把想对亲人说的话写在上面，制做成祝福卡。

（2）让孩子们吹气球，把所有的恐惧、悲伤、愤怒等不良情绪让气球带走。

（3）准备一个风筝让孩子们把死去亲友们的相片和想对他们说的话粘在风筝上，让风筝把它带到天国去。

（4）带领孩子们做游戏，尽量让身体多接触。

（5）唱一些欢快的儿童歌曲，疏缓孩子紧张的心情。

（6）多制造一些快乐的气氛。

（7）围坐在一起举行晚会。

（8）大家手拉手对天空大喊明天会变好。

（9）对孩子不要太娇惯，当他们做错事情的时候要进行批评，注意是说服教育。

（10）根据孩子的兴趣和年龄段、性别的

不同给一些玩具。注意不要给孩子可以延伸想到灾难事件的玩具。例如，不要给失去亲人的女孩子布娃娃，而要给卡通布偶。对在地震受伤的男孩子不要给汽车模型、积木一类的玩具。

三、针对不同类型孩子的心理救助

(一) 灾后残疾孩子的心理指导

1. 首先要肯定孩子的能力，鼓励告诉孩子你是非常坚强的好孩子，你是非常棒的。不要表现出特别的表情，要将他视为一个健全的孩子。

2. 尽量让孩子做一些他自己能够独立做的事情，让孩子明白即使变成现在的样子依然可以很好地生活下去。

3. 让孩子崇拜的人给孩子一些鼓励。

4. 周围的人不要对其表现过分地关心。

5. 当孩子非常悲伤和恐惧的时候，表现出来的各种现象都是正常的反应。

6. 可以请一些残疾体育人士来帮助孩子，给孩子带来一些鼓励，告诉孩子折翼的天使一样可以飞翔。

7. 可以让孩子用一张纸把自己认为失去的部分撕去，将剩下的不完整的纸折成飞机扔出去……

8. 对于残疾的孩子可以给他们讲残疾人运动员那不屈的精神，激励他们身残志坚，实现人生理想。

(二) 对灾后行为表现激烈的孩子的心理指导

1. 给予母亲般的怀抱，不要说任何与灾害有关的话。

2. 利用音乐或歌声让孩子安静下来。

3. 孩子大声哭泣时，要抚摸孩子，轻拍孩子的背。

4. 给孩子吃一些甜的零食，例如巧克力等。

5. 从上到下缓慢安抚孩子但是不要碰头部。

6. 语言要温和，但记住不要涉及灾害事件。

7. 在呼唤中，可以用孩子熟悉的语言反复叫他的名字，用当地方言呼唤孩子。

（三）对灾后安静淡漠的孩子的心理指导

1. 首先要带孩子离开灾害现场。

2. 对孩子记不起来的事情不要强迫孩子回忆。

3. 让孩子看一些戏剧色彩的童话故事，听一些他感兴趣的歌曲。

4. 让孩子用铅笔画图画。图画可以反映孩子的内心。

5. 根据图像进行分析，是否需要专业的心理人员帮助。

（四）对灾后失去父母的孩子的心理指导

1. 告诉孩子他的父母是爱他的。

2. 告诉他们每个人都是天上的星星，抬头看到的那闪闪的星光是爸爸妈妈的温柔目光，他们的心从没有离开孩子。

3. 把对父母的强烈思念大声对天空说出来。

4. 郑重地将父母的遗物交给孩子，告诉孩子快乐地活下去，这是父母对他们期望。

5. 不要打扰孩子单独的哭泣。

6. 让孩子们送父母最后一程，但是不要让他们看到某些惨烈场面。

7. 告诉孩子们，他们不是孤独的一个人，朋友、同学、老师都是他的亲人。

8. 让孩子把对父母的快乐回忆写在本子上，然后锁起来把它珍藏在心底。

（五）对灾后失去朋友的孩子的心理指导

1. 肯定地告诉孩子这不是你的错，你的朋友不会怪你的。

2. 假设一下自己是朋友会怎样做？

3. 告诉孩子你已经尽力了。

4. 在人生的道路上更要加倍地努力、快乐地生活，这也是朋友最大的希望。

5. 这个世界会越来越好，天堂里的朋友会看到的。

6. 相信自己有这个能力。

（六）对灾区内儿童的心理指导

1. 多些包容，多些鼓励。

2. 确认孩子的需要，再提供可能的帮助。

3. 如果需要，可以身体接触。

4. 用日常的话问候孩子，要简单通俗可以重复。

5. 准备些糖果巧克力这样的小礼物，送给孩子们急需的书包、书本、图书。

6. 通过做游戏、讲故事、画画建立沟通渠道。

7. 给孩子讲解正确的灾害预防知识，不要怕孩子听不懂。

8. 离开的时候可以和孩子建立长期的联系，要用统一的联系方式（电话、通信地址），不要让孩子有被抛弃感。

9. 在重建家园过程中可以让孩子帮助亲友做一些力所能及的事情，不要粗暴否定。

10. 尽快建立一个正常的社会秩序给孩子。

11. 亲友要多给一些正面的信息，只要我们团结起来就一定能够战胜灾害。

（七）对非灾区孩子的心理指导

汶川地震的报道，惨烈的画面很容易影响到孩子。孩子心理很容易受强烈的刺激。孩子会失眠，胡思乱想，幻想自己经历了地震被埋在废墟中很无助恐慌的感觉，还会有父母离去，自己该怎样办等想法，以及对这种灾难的感同身受。

1. 老师和家长要给孩子正确地讲解生命的含义，告诉孩子生命是有限的、多变无常的，在生活当中会遇各种各样意想不到的事情。

2. 父母要告诉孩子“爸爸妈妈是爱你的”。

3. 正因为生命的有限才要更加珍惜生命、珍惜身边现在所拥有的东西。

4. 与孩子一起做一些感恩的事情，给灾区募捐、寄祈福卡等。

四、灾区儿童心理指导注意事项

1. 不要欺骗。如孩子父母双亡，却不告诉其真相，还在有意骗他。

2. 不要向孩子承诺自己做不到的事情。例如，“我一定帮你找到你的父母”。

3. 不要强迫孩子回忆或说话，不要说“没有关系，你说啊”。

4. 不要粗暴地干预孩子的情绪。如，“别哭啦”、“哭吧”、“要勇敢”，孩子有自己处理情绪的方式。

5. 不要表现出来他很可怜，需要被同情的样子。

6. 不要试图取代他的父母，不要说“没关系，我们都爱你”，会让孩子觉得自己背叛了自己父母。

7. 不要过度给予，有可能造成孩子过度依赖，迁怒或感觉被施舍，会把愤怒发泄到别人身上。

8. 不要以为自己是救世主，不要以为只有自己能够帮助孩子，让孩子自己找到疗伤的办法。

9. 不要造成孩子的内疚感，幸存者综合特征——为什么我的同学都死了。不要说“你已经很幸运啦！”“你已经比别人好多啦！”

10. 不要对孩子所经历过的事情充满好奇，

即使我们很爱这个孩子。我们应尽量避免对孩子的二度伤害。

当孩子的情绪持续出现不良状况长达三个月以上，一定要找心理医生帮助。

结　语

每个人都有自己的心理预防体系，我们要尊重这个体系。面对大灾难有些人选择遗忘这段悲伤的记忆，作为心理工作者就不要再唤醒这些痛苦的回忆。每次的心理疏导都是新的开始，心理工作者不可以凭经验先入为主，而是要根据每件个案具体问题具体分析。做好心理救助可以帮助受灾的人群建立起健康的未来。不正确的心理援助会给受灾人群带来第二次创伤。因此心理救助一定要具体情况具体分析采取正确的方法进行心理疏导。

公众情绪集体宣泄是十分必要的，如设立全国悼念日就是让公众的悲伤得到集体宣泄。

国家抗灾害政策和媒体的正确引导，使民众的悲伤情绪转化成救灾的动力。例如募捐，集体放飞祈祷的和平鸽，将黄手帕系在树上等各种各样的做法，都是引导集体情绪宣泄的最好方法。一些宗教信仰的方式也可以缓解人们心里的不良情绪。比如，为生存者祈福、为死难者超度。没有任何一种灾难像心理危机那样给人们带来持续而深刻的痛苦，所以我们通过及时的心理救助，让经过大灾的人民不孤独，不害怕，不逃避，也不沉溺，让生还者拥有安宁，让幸存者可以更好，是我们心理工作者崇高的愿望！

本书编写匆忙，水平有限，有很多不足之处，希望读者给予指导。

绪秀敏